ESSAI
PHYSIOLOGIQUE

SUR

L'IRIS, LA RÉTINE ET LES NERFS DE L'OEIL.

ESSAI PHYSIOLOGIQUE

SUR

L'IRIS, LA RÉTINE ET LES NERFS DE L'ŒIL,

PAR C.-M. LUSARDI,

Médecin-Oculiste, Docteur en chirurgie de l'Université de Duisbourg, de la Faculté de Médecine de Montpellier, du Collège royal de Médecine et de Chirurgie de Barcelone, Membre des Académies royales de Madrid et de Barcelone, Correspondant des Sociétés de Médecine et de Chirurgie de Douai, Évreux, Tours et de plusieurs autres Sociétés médico-chirurgicales, Médecin-Oculiste honoraire de S. M. l'Archiduchesse impériale MARIE-LOUISE, duchesse de Parme, etc., etc.

PRIX : 2 f. 50 c.

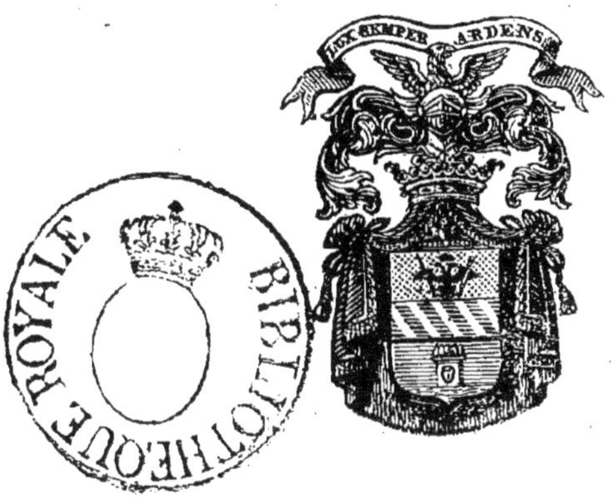

PARIS,

CHEZ BAILLÈRE, LIBRAIRE, rue de l'École-de-Médecine;
Et chez l'Auteur, rue St.-Lazarre, n°. 130, Chaussée-d'Antin.

1831.

AVANT-PROPOS.

L'ESSAI que je publie est le résultat de longues méditations et de laborieuses recherches. J'ai beaucoup emprunté à mes dévanciers, et je m'empresse de le déclarer. Les travaux de Bichat, de Béclard, les recherches de M. Flourens et l'ingénieuse doctrine de M. Prus, m'ont fourni les idées principales et une partie des matériaux de ce Mémoire. Cet aveu plein de franchise ne saurait surprendre. Qui ne sait, qu'à cette époque surtout, le génie le plus vaste ne saurait rien créer d'absolument neuf, et que le rôle le plus brillant se borne aujourd'hui à réunir les faits connus en les coordonnant d'après une idée mère qui les domine tous? Mes connaissances ne me permettaient pas d'embrasser un cercle fort étendu, aussi me suis-je borné à recueillir et à présenter ce qui fait spécialement l'objet de mes études. Une longue pratique et un nombre immense d'observations me permettent d'espérer un peu de confiance dans mes assertions.

Si, dans le travail qu'on va lire, on reconnaît au contraire que je me suis trompé, je prie les Physiologistes de m'en avertir, et je les sollicite de vouloir bien me guider de leurs lumières, dans le sentier difficile où je me dirige: je profiterai de leurs conseils, comme j'ai profité des observations et des expériences consignées dans les ouvrages des auteurs que je cite, et je redoublerai de zèle pour atteindre enfin la vérité.

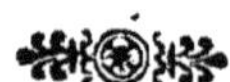

ESSAI

PHYSIOLOGIQUE

SUR

L'IRIS, LA RÉTINE ET LES NERFS DE L'ŒIL (1).

Les physiologistes me paraissent avoir ignoré, jusqu'à ces derniers temps, la cause des mouvemens de l'iris ; ils ont avancé de nombreuses hypothèses, plus ou moins erronées sur la nature des agens qui les opèrent. Persuadés d'abord que tous les mouvemens connus du corps sont le résultat de la contraction musculaire, ils pensèrent que ceux de la pupille proviennent de la même cause : ils admirent donc l'existence de fibres musculaires. Janin fut de ce nombre. Il dit « que l'iris est une mem-
» brane névro-musculeuse, en raison de la
» grande quantité des filets nerveux qui vien-
» nent du ganglion lenticulaire. L'iris a des
» fibres droites et circulaires ; celles-ci sont
» entrelacées et situées à la circonférence de

(1) Cet écrit a été présenté à l'Académie de médecine de Paris ; il a obtenu le sort de nombre d'autres qui restent depuis plusieurs années dans les cartons des bureaux.

» la pupille ; les autres sont placées en forme » de rayons dans toute l'étendue de l'iris : leur » base est vers le limbe de la cornée, et leur » extrémité se termine aux fibres circulaires. » Lorsque les fibres rayonnées se contractent, » elles dilatent la pupille : au contraire, les » fibres circulaires étant en action, cette ou- » verture a moins de diamètre. »

Cette opinion est partagée encore aujourd'hui par les professeurs Monro, d'Édimbourg, et Maunoir aîné, de Genève (1). L'examen de l'iris du bœuf a été pour tous deux la base de leur théorie. Mais pour rendre compte du mouvement singulier de l'iris, est-il bien nécessaire d'admettre des fibres musculaires contractiles? Je ne le pense pas. La texture éminemment vasculaire et nerveuse de l'iris doit faire jouir cette membrane d'une expansibilité active. La lumière agit sur l'iris, comme le toucher sur le mamelon et la verge.

Ce phénomène est dû à l'une des quatre propriétés vitales admises par M. Prus. C'est l'expansibilité ou dilatabilité (2). Quoique le tissu doué de cette propriété ne soit pas tou-

(1) Il est étonnant que l'ouvrage de M. Maunoir, postérieur à celui de Janin, ne mentionne nullement l'opinion de ce dernier auteur.

(2) Prus : de l'Irritation et de la Phlegmasie, ou Nouvelle Doctrine médicale, page 13.

jours perceptible à nos sens; son existence n'en est pas moins réelle. La ténuité extrême des parties le dérobe, et doit le dérober aux moyens ordinaires d'investigation : ainsi l'expansibilité existe, sans contre-dit, là où cependant on ne peut distinguer de tissu expansible, comme dans le cœur et les trompes utérines.

En général l'organisation de ce tissu est peu connue; ses variétés sont très-nombreuses, ce qui est prouvé par sa disposition différente au corps caverneux, au gland du pénis et du clitoris, à la partie spongieuse du canal de l'urètre, aux lèvres, au mamelon du sein, à la surface interne du vagin et à l'iris ; modifications qui n'ont pas encore permis à l'anatomie d'assigner à ce tissu des caractères fixes et précis : enfin, bien qu'on accorde généralement la contractilité aux vaisseaux capillaires, le tissu contractile n'y est pas plus visible que le tissu expansible, et l'impossibilité de comprendre leurs fonctions sans l'un et l'autre, doit, à titre égal, les faire admettre tous deux. Du reste, partout où se trouve l'expansibilité, on doit reconnaître qu'elle est une et identique. Qu'elle appartienne à des organes soumis ou soustraits à la volonté, peu importe : sans doute, elle peut recevoir de la volonté un utile surcroît d'action ; mais nulle part, elle n'est sous sa dépendance absolue, du moins chez l'homme ; son influence dépend de certains états d'incitation organique, involontaire, du cerveau, qui y fait participer en même temps un plus ou moins grand nombre de tissus et d'organes.

On peut expliquer les résultats, soit de l'érection proprement dite, soit de la dilatation, par la seule différence des rapports de succession établis entre l'exercice de l'expansibilité et de la contractilité dans les divers organes ; par exemple, au pénis et au cœur, l'excitation provoque également une dilatation, et celle-ci ne serait rien de plus dans le pénis, si elle n'était que momentanée et que la contraction suivît immédiatement comme dans le cœur, ce qui même a lieu quelquefois, lorsque l'excitation est faible ou passagère ; au contraire, le cœur offrirait une véritable érection, si, comme au pénis, l'expansion se prolongeait ; c'est ainsi, peut-être, que tendent à l'opérer certaines causes maladives. Pourait-on assurer même que des conditions simplement physiques n'ont pas pour effet de favoriser la production tantôt de l'un, tantôt de l'autre phénomène ? Au cœur, les ouvertures correspondantes d'une même cavité ne diffèrent guère en diamètre, et la sortie du sang est aussi libre que son entrée. Mais en est-il de même des organes érectiles ? Plusieurs physiologistes recommandables ne professent-ils pas au contraire, non sans raisons spécieuses, que suivant les vues de la nature, l'afflux du sang est ici favorisé, et son retour plus ou moins empêché et ralenti par un mode particulier d'organisation locale. Ce qu'il importe surtout de constater dans l'histoire de l'expansibilité, quels que soient son mode d'action apparent, son degré et l'influence qu'elle peut éventuellement recevoir du cerveau, ce sont ses effets constans, et les lois invariables auxquelles elle est assujétie dans son exercice.

L'effet immédiat de la mise en jeu du tissu expansible est sa turgescence ou *expansion active*. L'effet secondaire, mais simultané, est le développement ou la dilatation d'une cavité en communication habituelle avec le sang. Une première loi de l'expansion active, c'est d'être constamment, ou à peu d'exception près, en rapport direct d'exercice et d'énergie avec la sensibilité qui lui est jointe. Sollicitez la sensibilité du pénis, du mamelon, du clitoris, l'expansibilité ne tardera pas à s'exercer elle-même et avec un degré de force relatif à celui de la sensibilité. Que celle-ci soit vive, la turgescence sera forte; dans le cas contraire, l'expansibilité sera paresseuse et l'érection difficile ou même impossible. Ainsi, ces deux propriétés agissent de concert, leurs degrés sont les mêmes, et ce qu'on dit de l'une peut s'affirmer de l'autre.

Cela posé, s'il arrive que la prédominance des deux premières propriétés soit entretenue par la cause qui l'a déterminée, la troisième sera comme annihilée pendant tout le temps que durera cette prédominance. Exposez l'œil nu à une vive lumière, la dilatation de l'iris continuera tant que la lumière excitera la sensibilité de la rétine, et la contractilité, dans le même temps, sera en repos et comme nulle. « A quoi bon, dit M. Maunoir, compliquer » les procédés de la nature, quand ces phé- » nomènes s'expliquent parfaitement en lui » laissant son étonnante et sublime sim- » plicité. »

Mais pourquoi chercherait-on à expliquer un effet par une cause tout-à-fait *hypothètique* et *mystérieuse*, quand cet effet a la plus grande analogie avec ce qui se passe dans d'autres organes, et que l'explication de l'action d'un de ces organes s'applique égale-

ment bien à l'un et à l'autre. M. Maunoir aîné, pour prouver la validité de l'opinion qu'il a émise sur les mouvemens de l'iris, s'appuie sur ce que le rectum, la vessie sont pourvus d'un muscle sphincter, et d'un releveur, et que dans l'état de sommeil, les sphincters sont toujours dans un état de contraction. De même on trouve la pupille toujours fortement contractée dans le sommeil. M. Maunoir observe que : « la peur relâche tous les sphincters,
» et que les mêmes effets sont produits sur
» l'iris. Dans la paralysie de la rétine, ou
» des nerfs ciliaires, spontanée, idiopatique,
» ou artificielle par l'application des narcotiques
» sur l'œil, le sphincter de l'iris se relâche;
» enfin l'action du fluide galvanique, après
» la mort ou la décapitation, faisant con-
» tracter l'iris, me paraît mettre, dit-il, la
» question hors de doute, puisqu'on ne con-
» nait que les organes doués des fibres mus-
» culaires sur lesquelles cet agent puissant
» détermine des mouvemens, et que même
» dans la supposition que l'iris fît une excep-
» tion à cette règle, on ne peut concevoir
» l'érection de corps caverneux, sans admettre
» la nécessité de l'arrivée abondante du sang
» dans le tissu spongieux du prétendu corps

» caverneux, et cependant l'iris soumis à l'action
» de la pile galvanique, se contracte même après
» que les vaisseaux qui se distribuent dans son
» tissu, ont été vidés le plus possible. »

Voyons si l'opinion de ce physiologiste, et de ceux qui pensent comme lui, est bien conforme à ce qui se passe dans l'iris. Pendant le sommeil la pupille est toujours retrécie, donc l'iris, d'après l'opinion générale, est contractée; en conséquence, dans un état opposé à celui des autres muscles, notamment ceux du cou qui dans le sommeil cessent de se contracter. Le sommeil est le repos des organes des sens, et des mouvemens volontaires, l'interception momentanée des relations avec les objets extérieurs par les organes des sens. L'iris faisant partie d'un de ces organes se trouve soumis comme tout le reste de l'œil à la loi qui assujétit tous les organes des sens au plus parfait repos pendant le sommeil.

L'on sait, dit-on, que la peur relâche les sphincters et produit sur l'iris le même effet. Cet exemple, à notre avis, prouve contre ceux qui l'invoquent. Comment, en effet, se présente la pupille, dans cette circonstance? Elle est élargie, et quelquefois d'une manière étonnante: donc selon l'opinion commune, l'iris s'est contractée. Ce phénomène est précisément le contraire de l'état des sphincters pendant la peur.

Une objection non moins puissante contre la prétendue contraction de l'iris, lorsque la pupille s'élargit, c'est l'effet de la belladonne. Cette substance narcotique ne saurait être regardée comme un stimulant de la contractilité; et cependant, sous l'influence de ce sédatif, l'iris se rétracte et la pupille s'élargit considérablement.

Les mouvemens de l'iris, obtenus après la mort, par la pile galvanique ne prouvent pas non plus que cette membrane soit douée des fibres musculaires. Ne voyons-nous pas les animaux acéphales, et même sans moëlle nerveuse, les zoophites, par exemple, qui ne peuvent avoir que des impressions locales, jouir du sentiment et se mouvoir, se resserrer au plus léger contact? ne voyons-nous pas cette merveilleuse sensitive, sans nerfs pour lui donner la conscience de sa sensation, se dérober à la main qui la touche? n'en est-il pas de même de la dionéa muscipula, et de plusieurs autres végétaux? et ne voyons-nous pas enfin que le plus simple des phénomènes qui se passent dans les parties les plus intimes des animaux, soit qu'elles reçoivent ou non des nerfs du cerveau, soit que celui-ci en ait la conscience ou non, ne voyons-nous pas, dis-je, que cela n'en suppose pas moins sensibilité et sentiment?

Le sentiment n'est autre chose que le résultat local et immédiat de la sensibilité en exercice. Divisez le nerf qui se distribue à un muscle, piquez-le, et il se contracte: il y a eu sentiment, mais rien de plus. Vous enlevez le cœur d'un animal vivant, irritez ce cœur, et il continue de se mouvoir, le sentiment y réside encore comme dans certaines plantes: tous les organes sont susceptibles de ce sentiment local; c'est ainsi, ce me semble, que doit s'intreprêter le phénomène des mouvemens de l'iris après la mort, par le stimulant galvanique.

D'un autre côté, l'on sait que l'une des affections particulières aux muscles est une augmentation locale de contractilité, d'où la difficulté ou l'abolition du mouvement. Cet état doit être appelé spasme ou expansion permanente sans congestion, irritation ni inflammation, c'est-à-dire, que le tissu dilaté est en érection et n'est pas susceptible de recevoir l'afflux du sang et, par conséquent, d'être atteint de phlegmasie. On a trop souvent confondu le spasme avec les convulsions ; et pourtant ces deux états diffèrent, en ce que, dans le spasme, il y a expansion et dilatation permanentes, ainsi que nous venons de le dire, et que dans la convulsion, au contraire, il y a contraction et resserrement. Les convulsions ne se manifestent que dans les muscles volontaires et involontaires, l'expansion appartient exclusivement aux organes dilatables, en un mot, l'une est l'effet du tissu contractile; l'autre celui du tissu expansible. La convulsion active est une augmentation dans les propriétés vitales ; la paralysie musculaire passive est une diminution dans ces mêmes propriétés. C'est respectivement aux mêmes classes qu'il faut rapporter les contractions et les relâchemens des conduits excréteurs qui ne possèdent que la contractilité. Ainsi, dans l'impuissance par défaut d'érection, il y a diminution de sensibilité, et le resserrement du pénis atteste la prédominance de la contractilité. Ainsi, fréquemment la sensibilité et l'expansibilité de l'iris sont affaiblies et la contractilité n'est pas affectée; dans l'amaurose particulièrement on peut s'assurer que la rétraction de l'anneau pupillaire est trop forte pour n'être due qu'à la contractilité du tissu.

Structure de l'Iris.

Voici de quels élémens se compose l'iris d'après le Dr. *Salomon*, professeur-adjoint à l'Académie de chirurgie de St.-Pétersbourg : « L'iris est une » membrane irritable composée de deux lamel- » les séreuses entre lesquelles se distribuent des » vaisseaux et des nerfs. Ces lamelles séreuses » ne sont que la continuation de la membrane » de l'humeur aqueuse, qui se réfléchit d'a- » bord au bord ciliaire de l'iris pour former la » lamelle antérieure, et ensuite au bord pupil- » laire, pour former, en se repliant sur elle- » même, la lamelle postérieure ou l'uvée, matière » colorante interstitielle sécrétée entre les la- » melles de l'iris et qui semble communiquer, de » préférence, sa couleur à cette membrane. »

L'anatomie comparée et l'anatomie patholo-gique fournissent à l'auteur de nouveaux faits pour prouver que l'iris est composée de deux lamelles séreuses entre lesquelles est contenu, ainsi que dans le péricarde, les plèvres, etc., un organe doué d'irratibilité et d'expansibilité vitale.

Dans les différentes maladies de l'œil, on voit non-seulement l'iris se dilater à un tel point que la pupille disparaît presque entièrement, et tantôt, se resserrer tellement sur lui-même, qu'on ne l'aperçoit plus du tout, ou qu'il n'en reste plus qu'une faible trace ; mais encore on voit dans l'état ordinaire, l'iris être sujet à des alternatives rapides d'expansion et de contraction, sous l'influence de certaines causes, tant externes qu'internes. En examinant avec soin toutes les circonstances qui se rattachent à ces deux phénomènes, on arrive à conclure que l'expansion de l'iris est un état actif, et sa rétraction un état de relâchement.

Cette membrane se compose, en grande partie, de nerfs et de vaisseaux, unis ensemble par du tissu muqueux. Les nerfs de l'iris, les nerfs ciliaires (iriens, du professeur Chaussier), naissent de la première branche de la cinquième paire, de la sixième paire et du grand sympathique ; ces filets, après s'être distribués entre la sclérotique et la face antérieure de la choroïde, sous le ligament ciliaire, commissure de la choroïde, gagnent sur la face antérieure de l'iris, où ils forment des filamens blanchâtres sur le trajet desquels se trouvent des renflemens arrondis, qui sont peut-être des ganglions.

Les vaisseaux de l'iris proviennent principalement des artères ciliaires longues ou antérieures; il se divisent en deux branches qui vont à la rencontre de deux branches correspondantes de l'autre tronc artériel et qui, en s'anastomosant entre elles, produisent sur le bord externe de l'iris, une couronne, d'où naissent un nombre considérable de rameaux qui s'avancent vers la petite circonférence de la membrane et, se bifurquant encore, communiquent de distance en distance par des ramuscules traversaux. Indépendamment de ces ramifications artérielles, l'iris renferme aussi beaucoup de veinules, qui se jettent les unes dans les veines ciliaires longues, et les autres dans les veines tourbillonnées. L'iris paraît être formé de fibres d'un blanc jaunâtre plus ou moins visibles, et dans lesquelles, quelques physiologistes présument qu'existe le siége des mouvemens que cette membrane exécute.

Après avoir examiné la structure de l'iris dont je ne donne ici qu'une simple notion, tâchons, s'il est possible, de découvrir l'origine de ses fonctions et de celle de l'organe de la vue.

L'ablation des lobes cérébraux, dit M. *Flourens*, fait perdre à l'instant la vue ; mais l'iris n'en reste pas moins mobile, le nerf optique excitable. L'ablation au contraire des turbercules quadrijumeaux, *éminences bigéminées*, abolit sur-le-champ la contractilité de l'iris et l'action de la rétine et du nerf optique : dans l'ablation incomplète la contractilité de l'iris doit survivre. Dans le premier cas, on n'avait détruit que la sensation des objets ; on détruit le sens de la vue, dans le second. Donc c'est dans les lobes cérébraux que résident exclusivement les sensations de l'organe de la vision. Lorsqu'on enlève, en effet, le lobe cérébral d'un côté à un animal, il ne voit plus de l'œil du côté opposé par l'effet de l'entrecroisement des fibres nerveuses de la couche optique : les deux lobes enlevés, il devient aveugle. C'est dans les tubercules quadrijumeaux, qu'est le centre primordial du jeu de l'iris, l'action de la rétine et du nerf optique. Leur destruction entraîne constamment la perte de la vue ; leur ablation complète abolit le jeu de l'iris. Il y a, comme on voit, deux moyens d'éteindre la vision en attaquant la masse cérébrale. L'un est l'ablation des tubercules quadrijumeaux, celle-ci tue le nerf optique et par suite la rétine et l'iris. L'autre est l'ablation des lobes cérébraux. Celle-là ne tue ni le nerf optique, ni la retine, ni l'iris ; elle ne tue que l'organe où se consomme et se transforme en sensation l'effet produit sur la rétine et le nerf optique. L'une est la perte, comme nous l'avons déjà dit du sens de la vue ; l'autre est la perte de la sensation des objets. Par l'une, l'on perd l'*œil*, par l'autre la *vision*. Pour que la vision soit tout-à-fait éteinte, il n'est pas nécessaire que les tubercules soient complètement ôtés ; une ablation partielle, mais profonde, suffit pour cela. Dans ce cas, ni l'iris, ni la rétine, ni le nerf optique, ne sont réellement et complètement morts ; mais leur communication avec les lobes cérébraux, par les tubercules quadrijumeaux, n'est plus libre. Leur action n'arrive plus au centre unique où elle puisse se convertir en sensation ; il n'y a donc plus de sensation, il n'y a plus de vision. Ainsi le sentiment peut être aboli, et le mouvement conservé : réciproquement, le mouvement peut disparaître et le sentiment survivre. Ceci prouve que le sentiment et le mouvement ont des siéges distincts ; le principe de la sensation doit résider dans les lobes cérébraux, mais celui de la contractilité n'y réside pas : voilà pourquoi il existe paralysie du sentiment seul, ou paralysie du mouvement, ou des deux à la fois. Dans le premier cas, l'iris peut conserver ses mouvemens, et l'organe être paralysé ; dans le second, l'iris peut perdre ses mouvemens et l'organe visuel jouir de son action, comme il arrive dans le *midryasis*.

Nous ajouterons encore que les tubercules quadrijumeaux furent piqués, et que M. Flourens observa sur-le-champ des contractions manifestes des deux iris; le même expérimentateur enleva, sur un pigeon, les hémisphères cérébraux, y compris les couches optiques, l'iris conserva toute sa contractilité, ou plutôt son expansibilité; s'il venait à piquer les nerfs optiques ou les tubercules quadrijumeaux, il déterminait dans ces organes des contractions vives et prolongées. Il en est de même de la moëlle allongée et de la moëlle épinière: l'on sait que la première est une continuation de la seconde; les tubercules quadrijumeaux sont une continuation et une terminaison de la moëlle épinière et allongée; la preuve en est dans la similitude de leur structure, et la jouissance des mêmes propriétés.

C'est à tort qu'on a attribué la paralysie de l'iris à la lésion des hémisphères cérébraux et aux couches optiques; on peut les piquer ou les couper sans abolir les mouvemens ni même provoquer la contraction de l'iris.

M. Flourens dit encore que les tubercules quadrijumaux n'agissent que comme ferait le nerf optique; que ces tubercules ne sont pour la vision qu'un conducteur et que le lobe cérébral seul est le lieu où elle se consomme en se convertissant en perception.

En conséquence l'intégrité (1) des lobes cérébraux est nécessaire à la régularité des mouvemens de translation. C'est tout-à-fait dans le haut de la moëlle allongée où les tubercules quadrijumeaux lui adhèrent, que doivent arriver les sensations pour être perçues tant à l'intérieur qu'à l'extérieur. L'ablation des lobes cérébraux affaiblit les mouvemens ; celle du cervelet les affaiblit plus encore, tandis que celle de la moëlle épinière et de la moëlle allongée les abolit radicalement.

Mayo a fait les expériences suivantes sur la contractilité de l'iris. La section du nerf optique, dans le crâne d'un pigeon, produisit la dilatation de la pupille ; la lumière la plus vive ne put plus la faire contracter. La section de la troisième paire eut le même résultat. Celle de la cinquième n'eut aucune influence sur le mouvement de l'iris ; mais l'œil perdit tout sentiment. L'irritation du nerf optique fait resserrer la pupille. Celle de la troisième paire produit le même effet. Celle

(1) D'après l'avis des rapporteurs du Mémoire de M. Flourens.

de la cinquième n'influe pas sur la pupille ou plutôt sur l'iris.

Lorsqu'on coupe le nerf optique, et qu'on irrite la partie qui se rend à l'œil, la pupille n'exécute aucun mouvement, tandis qu'elle se contracte quand l'irritation porte sur la partie attenante au cerveau.

Si l'on coupe la troisième paire, l'irritation du nerf optique n'a plus d'influence sur la pupille. Mayo conclut de ces expériences que la troisième paire préside aux mouvemens de l'iris, que ces mouvemens résultent d'une impression sur le nerf optique, et que la cinquième paire préside à la sensibilité de l'œil. La cinquième paire exerce en même temps une influence particulière sur la construction de l'œil.

On doit les découvertes suivantes à M. Magendie. Après la section du nerf trijumeau, la cornée devient opaque, la conjonctive s'enflamme et suppure, l'iris s'enflamme aussi, et se couvre de fausses membranes qui remplissent toute la chambre antérieure; enfin les humeurs de l'œil s'écoulent, et l'organe se réduit à un moignon rempli d'une matière caséiforme. Présumant que ces symptômes peuvent dépendre de la longue exposition de l'œil à l'air, car l'opération entraîne la paralysie des paupières, l'auteur extirpa la glande lacrimale : les symptômes précédens ne se déclarèrent pas ; ils étaient donc le résultat immédiat de la section de la cinquième paire. En poursuivant ses recherches, il trouva que la section de la cinquième paire, avant son passage sur le rocher, produit des accidens moins graves dans l'œil. Lorsqu'il pratiquait la division à côté du quatrième ventricule, non loin de l'origine du nerf, les accidens se réduisaient presqu'à rien. Après la section de la cinquième paire, la vue et tous les autres sens sont abolis : la pupille est dilatée chez le chien, et contractée chez le lapin. M. Magendie ne découvrit rien qui pût expliquer cette différence, si ce n'est que le lapin n'a pas de branche nerveuse qui aille de la cinquième paire aux nerfs ciliaires, tandis qu'il y en a une dans le chien. (Extrait du sixième et dernier article, Jour. complém. Janv. 1827.)

Voyons maintenant quels sont sur le cerveau les effets des narcotiques pris intérieurement ou appliqués à l'extérieur sur l'œil. On a vu par les précédentes observations et expériences que l'ablation des lobes cérébraux se borne à produire la stupeur et la perte des sens sans troubler en aucune manière ni la régularité, ni l'ordonnance des mouvemens. L'ablation du cervelet, au contraire, qui abolit l'équilibre des mouvemens, laisse l'animal éveillé, et ne trouble ni ses sens, ni son intelligence. Il nous reste donc à examiner comment les narcotiques agissent sur le cerveau, et quelle partie ils attaquent d'une manière aussi précise, que le font les lésions mécaniques employées par les physiologistes.

Quoique plusieurs substances aient une action directe sur le cerveau, elles ne déterminent pas toutes les mêmes effets. Les unes produisent la stupeur, la perte des sens, le trouble de l'intelligence; d'autres l'ivresse, la perte de l'équilibre, les désordres dans les mouvemens; quelques-unes déterminent les convulsions. Cette merveilleuse spécialité d'effets tient précisément à l'action spéciale des diverses substances sur les diverses parties du cerveau, ou, si l'on peut ainsi dire, à *l'affinité élective* de chacune de ces substances pour chacune des parties de cet organe.

L'affinité de chaque substance pour chaque partie est effectivement telle que, lorsqu'une dose trop forte en étend l'action aux parties voisines, c'est toujours néanmoins sur sa partie de prédilection que chaque substance agit primitivement et principalement, et je me bor-

nerai à parler seulement de l'opium, et de la belladonne (1). Voici les expériences de M. Flourens : « Je fis avaler, dit cet écrivain, un demi-
» grain d'extrait aqueux d'opium à un moineau,
» il tomba dans un assoupissement léger ; il
» conservait parfaitement, du reste, l'équili-
» bre de ses mouvemens, ses sens, son intel-
» ligence ; il n'offrait aucun signe de convulsion.
» Un grain du même extrait aqueux d'opium
» donné à deux autres moineaux, occasionna,
» au bout de quinze ou vingt minutes, un
» assoupissement d'abord léger et interrompu,
» puis tellement profond, que ni le bruit, ni
» la lumière, mais seulement les irritations
» immédiates pouvaient les en tirer momenta-
» nément. Ils n'entendaient plus, ne voyaient
» plus, ne donnaient plus aucun signe de
» volonté, ni de sensation raisonnée ; ils
» étaient, en un mot, dans le même état,
» absolument qu'un animal qui aurait perdu
» ses deux lobes cérébraux, et n'aurait perdu
» que ces lobes.

(1) Le célèbre Chaussier me dit un jour, en 1808, que l'application permanente de la belladonne sur l'œil, surtout sous forme d'extrait, devait empoisonner. J'assurai ce professeur que mon expérience m'avait confirmé que l'emploi de ce narcotique a l'extérieur n'avait jamais produit que les effets habituels dont je parlerai tout à l'heure. Je lui citai à l'appui de mon assertion la pratique de Grasmajer, de Loder, de Reimarus, de Conradi et de Himles-

» Il était évident que cette dose suffisait pour » arrêter l'action des lobes cérébraux sur ces » petits oiseaux. Je voulais voir ce que ferait » une dose plus forte. Je fis avaler à un autre » moineau, deux grains d'extrait aqueux d'o- » pium. Après les symptômes premiers la mort » survint. Ces expériences répétées sur plusieurs » autres petits oiseaux eurent toujours le même » résultat. »

A l'ouverture du crâne, l'auteur observa, que toute la région des lobes cérébraux se trouvait exactement circonscrite par une tache d'un rouge vineux très-foncé. La portion postérieure de cerveau offrait sa couleur ordinaire. Les mêmes lobes cérébraux étaient rouges et gorgés du sang, et cette couleur et cet engorgement pénétraient jusque dans les molécules les plus intimes de leur substance. Les autres parties cérébrales, les tubercules quadrijumeaux, le cervelet, la moëlle alongée, n'étaient aucunement altérés, ni dans leur tissu, ni dans leur couleur. Cette altération fut constamment la même sur plusieurs autres moineaux, pinçons et verdiers, etc.

De tout cela il résulte donc :

1°. Que l'opium, à une dose et sous une forme déterminées, agit exclusivement sur les lobes cérébraux.

2°. Que l'action spécifique de l'opium sur ces lobes reproduit exactement tous les phénomènes qui dérivent de leurs lésions mécaniques.

3°. Qu'en agissant exclusivement sur ces organes, l'opium n'altère ou n'abolit que les fonctions du cerveau observées précédemment.

4°. Que l'action de l'opium sur les lobes cérébraux laisse toujours après elle des traces qui peuvent servir à la constater.

5°. Qu'il y a telle dose qui n'agit que sur les lobes cérébraux, et elle laisse complètement intactes les parties même les plus voisines.

D'après les expériences faites sur les *tubercules quadrijumeaux*, par M. Flourens, il résulte que plusieurs heures après qu'un verdier eut avalé trois grains d'extrait aqueux de belladonne, il était tout-à-fait aveugle ; cependant il entendait, il avait l'air éveillé, se mouvait spontanément, et quand il volait, c'était avec une adresse et des précautions infinies. D'autres expériences semblables sur les oiseaux ont eu le même résultat.

Cette coïncidence singulière de la perte du sens de la vue avec la conservation des autres sens et des facultés intellectuelles doit surprendre d'autant plus que, dans les expériences sur l'action de l'opium, on a constamment vu la perte d'un seul sens, et d'un sens quelconque, s'accompagner invariablement de la perte simultanée de tous les autres sens, et de toutes les facultés intellectuelles. M. Flourens a expérimenté l'alcohol, ce que je n'ai pas fait sur des oiseaux: avec quelques gouttes l'animal présenta toutes les allures de l'ivresse. Il enleva les couches superficielles, et ensuite moyennes du cervelet, et même les couches plus profondes et le cervelet tout entier à un autre moineau. Une différence essentielle parut s'ensuivre. Celui qui avait pris l'alcohol, parvenu au dernier degré d'ivresse, perdit en même temps l'usage de ses sens et de ses facultés intellectuelles; usage que le moineau, privé de son cervelet, conserva toujours.

En résumant tout ce qui précède, on voit,

1°. Qu'à une dose déterminée l'opium agit exclusivement sur les lobes cérébraux; la belladonne sur les tubercules quadrijumeaux, l'alcohol sur le cervelet; et que de cette action exclusive ou spécifique sur telles ou telles de ces parties dérivent les phénomènes exclusifs ou spécifiques produit par chacune de ces substances.

Le camphre agit d'une manière analogue à

celle de l'alcohol, et les extraits de Jusquiame à celle de l'opium.

2°. Que les résultats physiques de l'action de chacune de ces substances sur chaque partie en particulier, sont absolument les mêmes que ceux de la lésion mécanique de ces parties; et qu'il y a par conséquent des moyens tout-à-fait distincts de la lésion mécanique, d'établir la localisation de ces parties, et de leurs fonctions. L'affinité élective de chaque substance pour chaque partie est telle, que jamais il ne survient la moindre déviation; que jamais une partie n'est affectée par une substance autre que celle pour laquelle elle a cette affinité.

Il nous reste à démontrer comment agissent les narcotiques appliqués à l'extérieur. Parmi ceux-ci la belladonne est celui que j'ai employé le plus fréquemment. Ce sera donc de cette plante et principalement de sa propriété sur l'iris que nous allons nous occuper.

L'extrait aqueux de belladonne appliqué sur l'œil ou sur les paupières, dans l'état sain, fait dilater la pupille. Appliqué sur l'œil enflammé, particulièrement dans le cas d'iritis, la dilatation de la pupile ne se manifeste pas. Comment expliquer ces phénomènes? Il me semble que dans le premier cas l'action de la belladonne affaiblit les propriétés vitales de l'iris, et empêche ainsi le sang d'aborder dans les vaisseaux de cette membrane.

Dans le second cas, l'inflammation paralysant, en quelque sorte, la contractilité des vaisseaux, le sang ne peut en être expulsé, la belladonne reste alors sans effet.

D'un autre côté, la belladonne appliquée sur l'œil enflammé, calme les douleurs, et l'irritabilité, qui sont des symptômes purement nerveux.

Les antiphlogistiques agissent comme les sédatifs, ils ont pour résultat de détendre et de relâcher les tissus trop tendus. Dans les phlegmasies oculaires l'irritation forme le caractère essentiel de ces maladies ; aussi l'extraction de sang modère la sensibilité et seconde les efforts de la contractilité, par la soustraction des obstacles ; elle rend libres les mouvemens de l'iris. Les astringens, ou répercusifs, agissent sur l'iris comme sédatifs, et comme auxiliaires de la contractilité en resserrant le tissu de cette membrane. Le docteur Fallot, de Namur, me dit, en parlant de l'application de la belladonne sur l'œil : « Que les effets de l'application » d'un stimulant quelconque sur un organe vi-

» vant, n'ont rien d'absolu, et sont entièrement » subordonnés au degré d'excitabilité de celui qui » en subit l'action. Le même agent qui ne déter- » mine qu'une réaction à peine sensible dans un » organe dont l'excitabilité est peu exaltée, » déterminera quelquefois des accidens graves » lorsque l'inflammation s'y est développée. » L'alcool reçu par un estomac froid et ané- » mique y produit à peine des contractions, il » excite avec violence celui qui est enflammé. »

Le docteur Kirckhoof attribue la non dilatation de la pupille par l'application de la belladonne sur un œil enflammé, à la gêne qu'éprouvent les nerfs de l'œil ou plutôt de l'iris par l'afflux de sang dans les vaisseaux de cette membrane. Cette explication, comme on le voit, approche de la vérité, mais elle laisse cependant beaucoup à désirer.

Voici encore l'opinion d'un de mes amis, le professeur Vandenzande, d'Anvers. Ce professeur pense « que la belladonne agit sur l'œil » comme stupéfiante, de manière à suspendre, » en quelque sorte, le développement de l'ir- » ritabilité de l'iris. »

Comme l'effet constant de la belladonne dans l'état physiologique de l'iris, cesse d'avoir lieu lorsque cette membrane est enflammée, on ne peut donc conclure de l'effet d'un médicament sur un organe sain, ce qu'en éprouvera ce même organe tombé dans un état pathologique. Cela fait voir de quelle faible utilité, pour les progrès de la thérapeutique, doivent être les expériences sur les animaux vivans et les essais que l'on tente pour s'assurer des propriétés de certaines substances médicamenteuses.

Gendrin dit et prouve dans son *Histoire anatomique des inflammations*, *tom. I*, *page* 36, que les parties enflammées n'absorbent pas. Serait-ce cette cause qui empêcherait la dilatation de la pupille, après l'application de la belladonne sur un œil enflammé ?

Si l'on se rappelle tout ce qui précède, nous pensons que personne ne peut nier que, dans un corps vivant, le nerf ne soit sensible, le muscle contractile, le tissu caverneux érectile. Voilà, certes, des attributs propres à ces parties, des propriétés qui leur appartiennent. Mais nous ignorons de quelle manière tel tissu détermine un resserrement, tel autre sent et tel autre provoque une dilatation. On ne peut donc juger de la propriété que possède un tissu, que d'après le phénomène immédiat qui suit sa mise en activité. C'est ce fait, hors de toute contestation, indépendant de toute explication, ce fait, dont nous sommes instruits par nos propres sens, qui doit servir de base à la théorie des propriétés vitales. Ainsi, les nerfs ont exclusivement la propriété de sentir. La contraction est l'effet propre du tissu musculaire ; lui seul a la propriété de contraction ou la contractilité. L'expansion est l'effet propre du tissu caverneux, et à lui seul appartient la propriété d'expansion ou l'expansibilité. Il en résulte que trois de nos tissus, le nerveux, le musculaire, le caverneux réunissent chacun deux propriétés, tandis que les autres, n'exécutant qu'un seul acte, l'agrégation, n'ont en partage que l'affinité. C'est l'acte inhérent à tel ou tel tissu qui caractérise la propriété, c'est la différence des actes particuliers aux divers tissus qui distinguent leurs propriétés, et c'est enfin le nombre de ces actes qui fait celui des propriétés. Le nerf est sensible, parce que la propriété de sentir lui est inhérente, comme la contractilité au muscle.

Les nerfs ganglionnaires doivent jouer, comme organes du sentiment un rôle plus étendu qu'on ne le pense : peut-être ne sont-ils pas nuls dans la production de quelques-unes des sensations extérieures. C'est sur la rétine que la lumière vient peindre les objets, c'est elle qui en reçoit l'impression à l'exclusion même du nerf optique ; or, la rétine par sa couleur, sa consistance, son organisation et son mode de sensibilité, se rapproche bien plus des nerfs ganglionnaires que de ceux de relation. Cette remarque en amène une autre: c'est que si les expansions et ganglions nerveux, appartenant à la vie organique, sont destinés au sentiment, si en outre, la plupart des filets qui, du grand symphatique, se rendent au cœur, à l'œsophage, à l'estomac, aux intestins, et qui accompagnant les modifications vasculaires, servent aux mouvemens cachés de ces organes, il s'ensuivrait qu'on serait en droit d'étendre au système ganglionnaire la distinction faite, relativement au système cérébral, et qu'il faudrait admettre les nerfs ganglionnaires du sentiment et du mouvement. L'anatomie et la physiologie viennent également appuyer cette opinion; en effet, nous voyons d'une part, que les ganglions des sens, la rétine, les tubercules de l'ouie et de l'odorat, s'unissent avec les nerfs optiques, auditif et olfactif, nerfs cérébraux du sentiment dont ils partagent les fonctions; tandis que de l'autre, les filets sympathiques, ou nerfs ganglionnaires du mouvement, s'anastomosent sur les côtés de la colonne vertébrale avec les branches antérieures des nerfs rachidiens, c'est-à-dire, avec cette portion que des expériences récentes ont démontré être particulièrement affectée au mouvement; tout le monde sait que le principe de ce dernier, venu de la moëlle épinière, se transmet facilement à nos viscères par l'intermède des rameaux sympathiques qui les reçoivent des nerfs intervertébraux.

Ainsi les nerfs de relation, communiquant directement avec le cerveau, lui transmettent directement le sentiment qu'ils ont reçu dans tel ou tel organe, et il en résulte, si le cerveau est sain, une sensation dont nous avons la conscience.

Les nerfs ganglionnaires sont aussi bien, comme nous venons de le dire, pour le sentiment qui s'y développe, des agens de transmission, mais seulement jusqu'aux nerfs de relation; là se répète l'excitation qu'ils ont reçue, de même qu'elle est répétée sur le cerveau par l'intermède de ses propres nerfs. Mais la sensibilité des nerfs ganglionnaires, est très-obscure, le sentiment si léger, qu'il n'opère, le plus ordinairement, sur le centre de relation, qu'une faible sensation dont nous n'avons pas la conscience. Toutefois, d'après ces rapports

habituels entre les deux systèmes nerveux et le cerveau lui-même, on conçoit que, si la sensibilité du ganglionnaire s'élève, si le sentiment y devient plus profond, il pourra acquérir, comme cause excitante de l'autre système, et par suite du cerveau, une telle intensité que *le moi* en soit averti. M. Broussais dit : « Que
» les nerfs ganglionnaires recueillent l'influence
» stimulante des nerfs cérébraux et la font
» servir aux mouvemens indépendans du centre
» de perception. Aussi la volonté ne peut-elle
» retirer ni même retenir la stimulation qu'elle
» leur a fait parvenir par l'exercice des fonc-
» tions de relation. » (Prop. XXX.)

En résumé, l'attribution des deux systèmes nerveux est de recevoir le sentiment à l'extérieur, comme dans la profondeur de nos parties, et de le transmettre. Tous deux exclusivement sensibles, tous deux exclusivement conducteurs du sentiment, représentent par leur union au milieu de l'animal, le double anneau de la chaîne qui lie le cerveau aux organes, l'esprit à la matière; vaste chaîne dont l'ébranlement les modifie tour à tour.

Ajoutons à ces considérations sur le sentiment, que c'est le moyen employé par la nature pour solliciter le jeu de nos organes. Il y a deux genres d'excitans : 1°. les liquides animaux qui, par leur contact, produisent à l'intérieur d'indispensables excitations ; 2°. tous les corps extérieurs dont les uns doivent exciter des organes, tels que les poumons, l'estomac, etc., et les autres faire naître le sentiment sur les organes des sens.

La contractilité et l'expansibilité supposent un tissu propre qui n'est pas le tissu nerveux ; le résultat de leur exercice, la contraction et l'expansion diffèrent essentiellement de celui de la sensibilité ; celle-ci peut être augmentée et l'une des deux autres diminuée dans un même organe.

Quant aux fonctions, la sensibilité et le sentiment sont à la contraction et à l'expansion, ce qu'ils sont à la sensation, c'est-à-dire, cause excitante, phénomène précurseur.

Les trois tissus qui possèdent deux propriétés vitales peuvent, sans cesser de vivre, perdre, soit la sensibilité, soit la contractilité appelées animales, soit l'expansibilité, c'est-à-dire, les propriétés qui servent aux fonctions d'ensemble. (1)

(1) Dans l'amaurose, la rétine perd sa sensibilité, l'iris cependant peut conserver son expansibilité, sa rétractilité, comme il peut également conserver les deux propriétés, c'est-à-dire ses mouvemens. L'on doit présumer, dans ce cas, que les

L'affinité est étroitement liée à l'entretien de la vie des tissus, mais dès qu'elle leur manque, ils sont comme frappés de mort et ne vivent qu'en vertu de l'affinité vitale. Je crois pouvoir conclure de toute cette discussion que les propriétés vitales existent bien réellement, que chacune d'elles a son caractère propre, et ses attributs distincts.

Enfin, il y a deux tissus sensibles, deux tissus contractiles, deux tissus érectiles; mais seulement une sensibilité, une contractilité et une expansibilité. Tous ces faits démontrent que l'iris se dilate ou s'expand quand la pupille se rétrécit. Cette expansion ou dilatation doit avoir lieu, elle est de nécessité absolue pour que le sang puisse pénétrer dans les vaisseaux de l'iris; donc elle doit se relâcher, quand la pu-

---

nerfs de relation doivent communiquer directement avec le cerveau, quand celui-ci est sain, en transmettant le sentiment qu'ils ont reçu de l'organe visuel; dans l'état maladif, le sentiment reçu par cet organe ne peut se transmettre par les agens chargés de la transmission, les nerfs ganglionnaires, mais seulement jusqu'aux nerfs de relation; en conséquence, l'iris peut conserver ses mouvemens, et l'organe immédiat de la vue recevoir l'impression, sans que la personne puisse distinguer aucun objet, n'étant pas transmise au *sensorium commune*: en résumé, l'attribution de l'organe de la vue est de recevoir le sentiment extérieur, mais il ne peut la transmettre au cerveau si les nerfs de relation ne sont pas sains.

pille s'agrandit. Il en est de même des fonctions du cœur.

Le seul rapprochement des faits suffit cependant pour mettre hors de doute l'existence de la propriété d'expansion. Cette expansion est produite par l'afflux du sang ; celui-ci ne peut pénétrer dans les vaisseaux de l'iris, si précédemment il n'y a dilatation, ou au moins prédisposition à la dilatation desdits vaisseaux.

Dans l'iritis, où nous pouvons suivre de l'œil tous les phénomènes, nous observons clairement qu'une expansion très-forte de l'iris succède à l'irritation des vaisseaux capillaires. Cette dilatation est même si importante que ce que l'on a le plus à craindre dans cette maladie, est l'oblitération ou pour le moins le rétrécissement de la pupille par suite de son très-grand resserrement, et que les principaux moyens à employer, doivent surtout avoir pour but de combattre la dilatation de l'iris et d'agrandir la pupille. Ces observations se présentent journellement dans la pratique, lors de l'opération de la cataracte.

Tous ces faits démontrent que les physiologistes n'ont admis des fibres musculaires pour expliquer le mouvement de l'iris, que par pure conjecture, croyant que tous les mouvemens connus du corps étant le résultat de la contraction musculaire, ceux de l'iris ne devaient pas faire exception.

D'après ces argumens, nul doute que l'iris ne soit un tissu caverneux érectile qui, en se dilatant et se gouflant par l'abord du sang, produit l'érection, et par suite le resserrement de la pupille.

Mais à quoi attribuerons-nous les mouvemens de l'iris ? Nul doute que ce ne soit à la lumière : mais on prétend que l'iris n'est point impressionable par cet agent, mais bien la rétine. Et pourtant quand cette dernière a cessé d'être sensible à la lumière, comme dans l'amaurose l'iris peut encore conserver tous ses mouvemens ; donc, ceux-ci ne sont pas absolument sous la dépendance de la rétine. Mais alors, comment expliquer ce phénomène? nous savons que les nerfs seuls reçoivent le sentiment, qu'ils ont exclusivement la propriété de sentir ; la lumière en venant frapper l'iris, les irrite, et c'est sous leur influence seule que l'expansion de cette membrane doit s'opérer.

Tous les physiologistes sont d'accord pour regarder la rétine comme le siège principal de la vision, et comme une expansion du nerf optique, nous avons déjà dit que nous doutions si vraiment la rétine était une continuation du nerf optique. Si cela était, elle devrait être sensible ou douloureuse au toucher : or, pendant l'opération de la cataracte par dépression, je ne me suis jamais aperçu que, soit au moment où on la pique, soit quand on la touche avec l'instrument, elle donnât signe de sensibilité ; la douleur ne se manifeste qu'au moment où l'on pénètre à travers les membranes, quand l'on rencontre sous l'instrument quelques nerfs ciliaires. Ceci nous donnerait le droit de penser que la rétine est contigue et non continue au nerf optique ; et ce qui vient appuyer cette opinion, c'est qu'elle diffère du nerf optique par la couleur et la consistance.

Voici la pensée du professeur Sommé, d'Anvers, exprimée dans ses recherches sur l'anatomie comparée du cerveau. « J'ai cherché, dit-il, » à démontrer dans les chapitres précédens que » les corps odorans et sonores arrivaient au » *sensorium commune* au point de réunion des » parties de l'encéphale chargées de la perception, et de celles qui sont destinées aux » sensations et aux mouvemens. D'après notre » hypothèse, les premières sont formées de » substance corticale, et les deuxièmes de substance médullaire. La rétine est composée d'une

» substance grise, pulpeuse et toute semblable » à la substance corticale du cerveau ; elle » présente à la loupe la même structure ; mise » dans l'esprit de vin ou la dissolution de su- » blimé, elle blanchit et se durcit comme la » substance corticale.

» On lui suppose une grande sensibilité ; mais » si elle est composée de substance grise, elle » n'a pas cette propriété ; les nerfs seuls en » sont doués : Aussi n'est-ce point à cette » membrane qu'on doit attribuer les mouvemens » de l'iris, mais bien aux nerfs qui s'y rendent, » et ce n'est que lorsque les nerfs iriens sont » paralysés en même temps que la rétine que » les mouvemens de l'iris sont complètement » anéantis.

» La rétine étant considérée comme un pro- » longement de la substance grise du cerveau, » chargé de lui transmettre les impressions de » la lumière, il s'agit de découvrir son mode » de communication avec l'encéphale.

» En examinant l'extrémité du nerf optique » qui se termine dans le globe de l'œil, on » en voit sortir la substance pulpeuse et rayon- » nante. Si l'on suspend le nerf oculaire, on » voit que la rétine commence en arrière autour

» du petit tubercule, et elle n'est adhérente qu'à » cette partie.

» Le nerf est composé de huit à dix bandelettes blanches, séparées par des lignes grises, » ces rubans arrivent dans le globe, s'y prolongent, bientôt la substance blanche finit » brusquement et la grise forme la rétine. » D'après cette hypothèse, la rétine ne serait » nullement l'expansion du nerf optique. »

Le nerf optique est composé d'une infinité de canaux qui donnent passage à la substance grise; en divisant le nerf on aperçoit des stries de substance grise entremêlées de substance blanche.

On ne connait pas l'usage de cette matière grise adossée aux nerfs optiques connue en anatomie, sous le nom de *lame cendrée*, *tuber cinereum*. J'ai supposé qu'elle fournissait la substance pulpeuse de la rétine; il est très-difficile de s'en assurer même avec la loupe. Partout où la substance corticale est contiguë avec la médullaire, on ne peut découvrir la communication de l'une avec l'autre.

Des physiologistes mettent le *tuber cinereum* parmi les origines des nerfs oculaires. Ce n'est pas seulement cette lame grise qui fournit aux nerfs optiques la pulpe qu'ils renferment, ils sont entourés aussi supérieurement et antérieurement par la substance cendrée dont les limites ne sont pas faciles à déterminer.

A la base de l'encéphale on distingue aisément le *tuber cinereum* ou *couche optique grise*. D'après ses fonctions présumées, elle est composée de deux portions séparées par le troisième ventricule. Les deux *tuber cinereum* réunis, adhèrent en avant à la jonction des nerfs oculaires, et se terminent en arrière par les tubercules mamillaires; sur les côtés ils sont unis aux pedoncules; supérieurement à la couche optique; en dedans une ligne les sépare. La face la plus large du *tuber cinereum* est interne et se trouve dans le troisième ventricule.

Les éminences mamillaires font partie du *tuber cinereum*; c'est son extrémité postérieure; ils ne sont de couleur blanche qu'à l'extérieur.

Cette portion du cerveau étant considérée comme la continuation de la rétine, il est intéressant d'examiner ses connexions et ses rapports avec les parties voisines.

Le *tuber cinereum* terminé en arrière par les tubercules mamillaires qui en sont une dépendance, reçoit un cordon de substance blanche.

C'est un prolongement du pilier antérieur de la voûte.

A la sortie du *tuber*, ce ruban médullaire donne des fibres blanches qui se contournent, pour contribuer à former l'écorce blanche médullaire qui recouvre la couche optique, d'où naissent les racines les plus éloignées des nerfs optiques. Le *tuber cinereum* communique avec le corps cannelé par la substance grise placée autour de la commissure antérieure. Enfin il n'y a pas de doute que, réellement, la perception des corps lumineux passe de la rétine aux tubercules mamillaires. La couche optique grise se retrouve dans tous les animaux vertébrés. Les nerfs optiques après leur entrecroissement sont adhérents à deux tubercules dont la forme et le volume varient. *M. Cuvier* les regarde comme les *couches optiques. M. Serres*, comme un *renflement propre aux tubercules quadrijumaux*. Ne devrions-nous pas plutôt penser que ces parties remplacent le *tuber cinereum* et les éminences mamillaires? Les observations suivantes ne laissent aucun doute à cet égard.

Les tubercules sont adossés aux nerfs oculaires, comme la lame grise; les nerfs n'y prennent pas leur origine, car ils se continuent au-dessous du cerveau et se perdent dans les ventricules. Entre ces éminences on voit deux pédoncules, tenant à la glande pituitaire, ce qui établit entre ces parties les mêmes rapports que dans les mammifères. Derrière ces tubercules naissent les nerfs de la troisième paire, à la même place que dans l'encéphale des animaux de la première classe. Enfin, si l'on examine ensuite la partie de l'organe encéphalique, désignée avec raison comme le cerveau, (moins les lobes antérieurs séparés sous le nom de tubercules olfactifs), l'analogie sera encore plus exacte. Ces parties, examinées avec soin, confirmeront sûrement notre opinion.

Revenons à notre but principal, l'explication des mouvemens de l'iris.

Nous savons qu'un certain nombre d'amaurotiques conservent les mouvemens de l'iris sous l'influence de la lumière. A quoi tient cette anomalie? Il me semble, ainsi que nous l'avons déjà dit, que c'est à l'influence des nerfs ciliaires et, peut-être, de quelques filets du grand sympathique.

Les nerfs ciliaires, au nombre de douze à seize, tirent leur origine du nerf nasal, et spécialement de la partie antérieure du ganglion ophtalmique ; le nerf nasal forme une des trois branches du nerf ophtalmique ; il communique avec le ganglion ophtalmique et donne deux ou trois nerfs ciliaires.

Le nerf ophtalmique forme la moins volumineuse et la plus élevée des trois branches du nerf trifacial. Les nerfs trijumeaux naissent des parties latérales antérieures et inférieures des pédoncules du cerveau, très-près de la protubérance annulaire.

Tous les physiologistes sont d'accord que le nerf optique ou oculaire tire son origne de la substance superficielle des tubercules qui surmontent la partie postérieure de la protubérance annulaire ; tubercules nommés quadrijumeaux. Ceux-ci sont une dépendance de la protubérance cérébrale, et non du cerveau, comme l'ont dit quelques anatomistes. Le nerf optique est fortifié dans son trajet par l'addition de nouveaux filamens qui lui viennent des parties voisines de la substance cérébrale.

Le nerf grand sympathique a toujours été pour les anatomistes un sujet de discussions. Quelques-uns ont soutenu qu'il dépendait du cerveau et de la moële épinière, ainsi que les autres nerfs, et que, de même que ces derniers, il ne faisait que transmettre une influence qu'il recevait de ces parties.

Béclard dit que ses racines sont bien sûrement dans les nerfs spinaux, et non dans le nerf vidien et dans la sixième paire, mais qu'il envoie des filets anastomotiques à cette paire, et communique avec le filet inférieur du vidien.

Beaucoup d'autres physiologistes pensent, au contraire, que ce nerf est isolé par son action du reste du système nerveux. Authenrieth le fait sortir du système nerveux en général. Suivant *Reil*, il n'a point d'origine, mais seulement des filets de communication. *Gall* en fait comme Bichat, une multitude de systèmes isolés, ce qui tient à la manière dont cet anatomiste a considéré en général le système nerveux. *Béclard* compare le grand nerf sympathique à une tige souterraine ou à un rhizôme articulé qui, à chaque nœud, présente d'un côté, des racines, et de l'autre, des rameaux, lesquels, les uns comme les autres, s'en écartent à angle droit, ou à peu près. Enfin *Meckel* admet une sorte d'opinion mixte, suivant laquelle le grand sympathique, quoique isolé, dépendrait pourtant, jusqu'à un certain point, des organes centraux.

Ne serait-il pas plus rationnel d'appeler point d'origine dans le grand nerf sympathique, les points de communication de ce nerf avec la moëlle et le cerveau.

Le système du grand sympathique doit être envisagé comme une série de petits centres ou ganglions nerveux, communiquant les uns avec les autres au moyen de nombreux filets, s'anatomosant avec les nerfs de la vie animale, et formant des plexus inextricables, d'où partent les filets qui vont se rendre dans les viscères. La série de ganglions et de filets nerveux qui constituent ce système est étendue depuis le canal carotidien jusqu'à la fin du sacrum et couché sur la partie latérale et antérieure de la colonne vertébrale. Les ganglions qui correspondent à la région cervicale sont au nombre de trois ; ils donnent naissance à un grand nombre de branches qui vont former des plexus très-multipliés. La substance particulière des ganglions est molle, pulpeuse, comme albumineuse ou gélatineuse, d'un gris rougeâtre, quelquefois jaunâtre ; les plexus n'offrent rien de semblable à cette substance ; c'est ce qui les distingue essentiellement des ganglions.

Le grand sympathique dépend d'autant moins du cerveau et de la moelle, que ces parties sont elles-mêmes moins développées, qu'en un mot, l'individu est plus jeune.

Les fonctions des ganglions, d'après Willis et presque tous les physiologistes d'aujourd'hui, sont d'être comme des diverticules des esprits ; et le nerf sympathique, en se trouvant placé entre les conceptions cérébrales et les affections précordiales, entre les actions et les passions, de manière de servir à établir un consensus entre les parties. *Vieussens* considère aussi le nerf intercostal comme un intermédiaire sympathique entre le cerveau et les viscères des cavités ; il place dans les ganglions, qu'il appelle plexus, un centre d'actions musculaires et fermentatif. *Lancisi* regardait aussi les ganglions comme des centres d'impulsion qu'il comparait au cœur. *Winslou*, qui a le premier employé le nom de nerf sympathique, regardait les ganglions comme des centres d'origine, de véritables petits cerveaux.

Meckel attribua pour usage aux ganglions : 1°. de diviser les rameaux nerveux en ramuscules, et ceux-ci en filamens ; 2°. de faire parvenir des rameaux par diverses directions à des lieux éloignés ; 3°. de réunir plusieurs ramaux en un seul cordon. Zinn fut du même avis. Johnstone regarda les ganglions comme des cerveaux capables de développer et de communiquer la force nerveuse, comme l'origine des nerfs involontaires, et comme propres à rompre l'influence de la volonté sur les organes à mouvemens involontaires, tels que le cœur etc. Haase a combattu l'opinion de Johstone par ces deux argumens que les muscles volontaires reçoivent des nerfs des ganglions spinaux, et que des organes involontaires, comme l'estomac, en reçoivent du nerf vague. Scarpa adopte l'opinion de Meckel et de Zinn, qui est de séparer, de mêler et de réunir de nouveau les filets nerveux et que les nerfs des viscères émaneraient directement des nerfs spinaux et des cinquième et sixième paires, et seraient seulement rassemblés dans les ganglions. Toutes ces opinions peuvent être rapportées à deux. Les uns comme *Meckel*, *Zinn*, *Haase*; *Scarpa* et *Legallois* n'ont vu dans les ganglions qu'un arrangement particulier, une disposition anatomique des filets nerveux; les autres, comme Winslou, Johnstone, Lecat, Petit, Metzger, etc., ont regardé les ganglions comme des points d'origine, et surtout comme des centres d'action nerveuse. *Bichat* regardait le système nerveux organique comme résultant essentiellement des centres nombreux ou ganglions réunis entre eux par des filets, et le tronc nerveux sympathique lui-même comme une série de ganglions et de filets anastomotiques. Cette opinion a été soutenue et défendue avec chaleur et talent, en y ajoutant de nouveaux argumens fournis par M. Broussais et beaucoup d'autres.

Suivant Reil, le nerf sympathique constitue un système propre, qu'il appelle système ganglionnaire; il l'appelle aussi système végétatif.

Ce système consiste: 1°. en deux plexus ou réseaux placés autour des artères; on en compte environ douze: parmi eux, un principal, l'épigastrique, muni de ganglions et formant des plexus secondaires, est une sorte de centre ou de cerveau; 2°. ces plexus sont liés au système cérébro-spinal par des rameaux et des plexus conducteurs; 3°. les rameaux ou plexus conducteurs transmettraient des sensations et des volitions, s'ils étaient des conducteurs parfaits; mais on peut les considérer comme des demi-conducteurs, et les ganglions comme des corps isolans; il résulte de-là deux systèmes nerveux et deux sphères d'actions nerveuses: 1°. la sphère animale, où les impressions sont senties, où les volitions déterminent les mouvemens; 2°. la sphère végétative, où l'activité nerveuse est départie lentement, continuellement, obscurément. M. Broussais considère aussi le nerf intercostal comme un système propre, un centre sensitif particulier, qui transmet des impresions au sensorium animal, et par suite des déterminations sur les muscles volontaires. D'après Béclard, toutes ces opinions, qui consistent à considérer le système des ganglions comme un système indépendant, pêchent en ce qu'elles sont trop absolues; elles font comme celles qui ne considèrent dans les ganglions qu'un pur arrangement anatomique. Le système des ganglions doit être considéré tout à la fois comme un système séparé ou réuni, indépendant ou dépendant, suivant diverses circonstances déjà indiquées, pour la plupart. Les fonctions des ganglions paraissent être de *diminuer* ou *d'arrêter* l'influence du centre nerveux sur les nerfs ganglionnaires, de diminuer ou d'empêcher la transmission des impressions au centre; de sorte que par l'action des ganglions, le système nerveux végétatif est séparé du système animal. Les ganglions paraissent en outre destinés à rassembler, à coercer la force nerveuse qu'ils puisent dans la moëlle, à la développer par eux-mêmes, pour la communiquer convenablement aux nerfs et aux organes où ils se terminent. Les ganglions exercent des fonctions *différentes*, suivant la *diversité* de leur texture. Ces différences consistent dans, 1°. le mélange plus ou moins intime des filets médullaires; 2°. la diversité de la substance secondaire; 3°. les différences dans la membrane extérieure, plus ou moins dense, plus ou moins tendue; or, c'est dans les ganglions du nerf sympathique que l'on observe l'intrication et la fusion de la plus grande partie des filets médullaires, la tenacité et la fusion la plus intime de la substance secondaire, et une membrane ou capsule assez ferme, et très-adhérente à la substance intérieure. Les usages des cordons nerveux ganglionnaires sont de conduire l'influence nerveuse : mais ils sont des conducteurs imparfaits. Les irritations mécaniques ou chimiques ne les traversent pas ; mais l'irritation galvanique est conduite par eux, et détermine soit des sensations, soit des contractions. Enfin les fonctions du nerf sympathique sont de diriger la nutrition et les sécrétions, de distribuer l'agent nerveux au cœur, d'établir une liaison sympathique entre tous les principaux organes. Ce nerf forme ainsi un système particulier dans le système général, il a une sphère d'action propre renfermée dans la sphère générale. L'un et l'autre systèmes nerveux ont des connexions intimes; ils s'influencent réciproquement, surtout dans l'état pathologique.

De tout ce qui précède, je crois pouvoir en induire que le grand sympathique joue un grand rôle dans les mouvemens de l'iris et dans l'acte de la vision. Un plus grand développement de l'histoire des fonctions de ce puissant agent nerveux m'entraînerait nécessairement dans des digressions étrangères à mon but. Je ne fais qu'indiquer une opinion qui m'a été suggérée par ma pratique. Je laisse à des physiologistes plus profonds et plus savans que moi, le soin de développer ces idées, en leur donnant toute l'étendue dont elles sont susceptibles.

Si je suis dans l'erreur, ce sera toujours avec reconnaissance que j'accueillerai les observations que les hommes instruits voudront bien m'adresser. Mon but n'est point de faire adopter aux autres une opinion qui m'appartienne, mais bien de profiter des lumières de mes collègues, pour rectifier mes erreurs, si je me suis trompé.

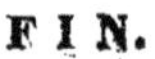

FIN.

Metz. — Imprimerie de P. Wittersheim.

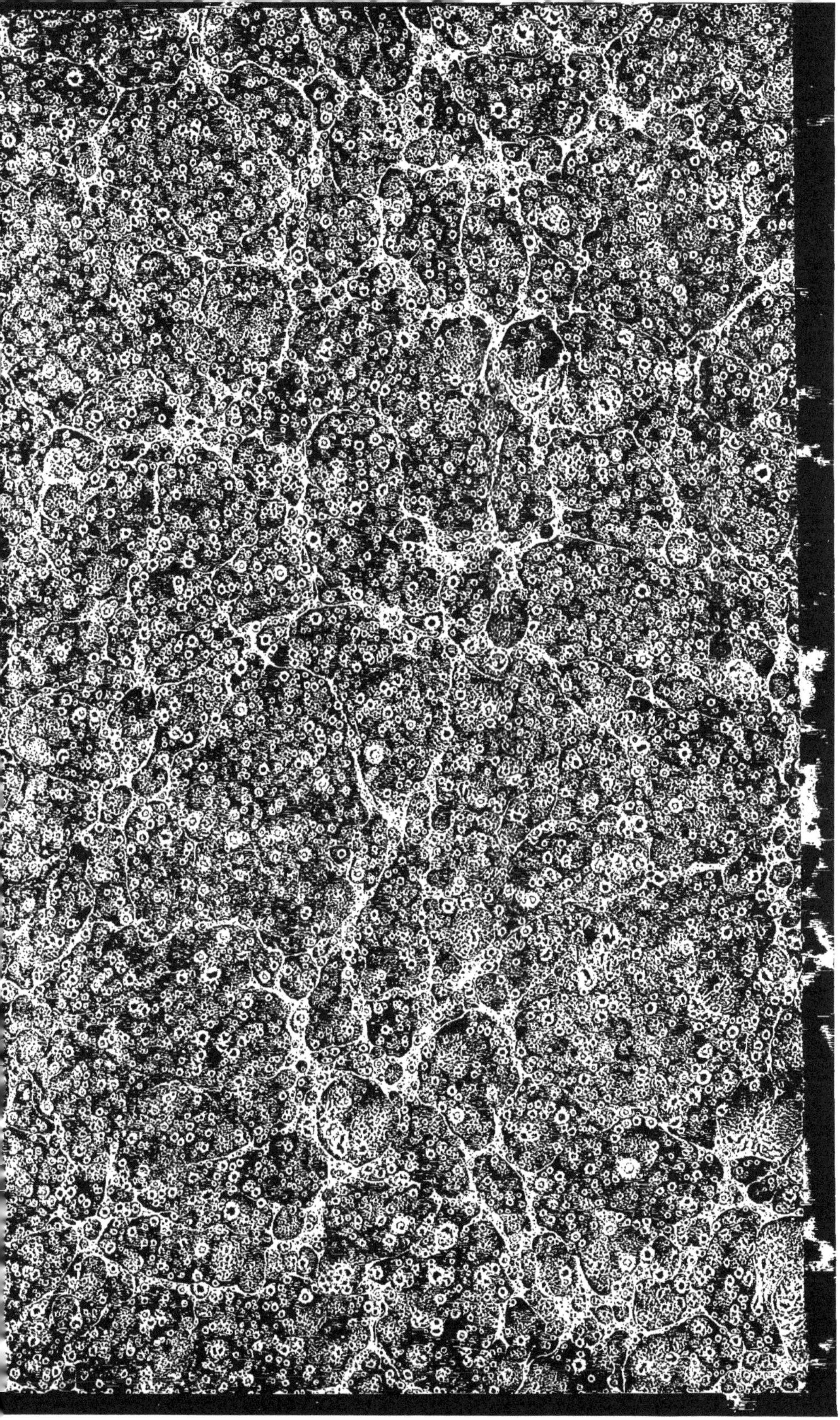

www.ingramcontent.com/pod-product-compliance
Ingram Content Group UK Ltd.
Pitfield, Milton Keynes, MK11 3LW, UK
UKHW012252240726
13966UKWH00004B/1397

9 782012 398191